AF346402

LE
CONGRÈS D'OPHTHALMOLOGIE
DE BRUXELLES.

LETTRE ADRESSÉE A M. LE DOCTEUR PÉTREQUIN,

Professeur à l'École préparatoire de médecine de Lyon,

PAR

V. STOEBER,

PROFESSEUR A LA FACULTÉ DE MÉDECINE DE STRASBOURG.

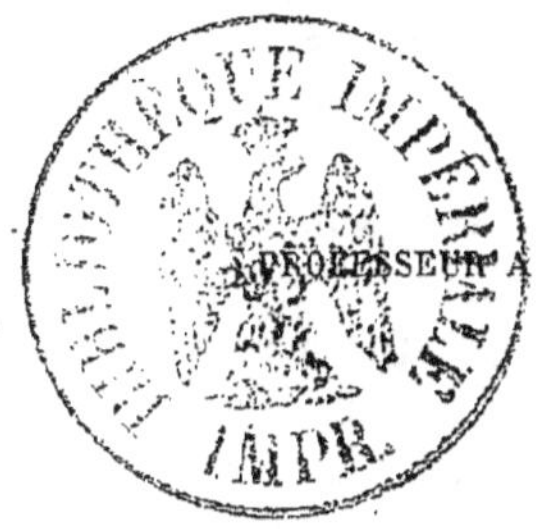

(Feuilleton de la *Gazette médicale de Strasbourg.*)

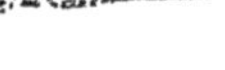

STRASBOURG,

IMPRIMERIE DE G. SILBERMANN, PLACE SAINT-THOMAS, 5.

1857.

LE
CONGRÈS D'OPHTHALMOLOGIE
DE BRUXELLES.

Mon cher ami,

Je vous dois une lettre; permettez-moi de vous l'adresser par l'intermédiaire de notre *Gazette médicale*. Vous savez que j'ai pris l'habitude de faire connaître à ses lecteurs les faits intéressants que j'ai pu recueillir dans mes pérégrinations. Si j'y ai intercalé quelquefois des réflexions non médicales, c'est que le sujet y prêtait. Aujourd'hui il ne sera question que de science, et d'une partie de notre science qui vous intéresse spécialement. En effet, qu'y aurait-il à dire sur un voyage de nuit sur le chemin de fer de l'Est. Un séjour de deux fois vingt-quatre heures à Paris ne peut non plus fournir matière à de grandes réflexions. Il suffit à peine pour voir quelques amis, passer plusieurs heures à l'exposition des Beaux-Arts et s'y faire peut être une idée assez médiocre de l'état actuel de la peinture.

En sortant de chez M. Luër, je n'ai cependant pu m'empêcher de mettre les pieds dans la cour de l'école de médecine, pour y voir ce petit bonhomme à grosse tête qu'on a décorée du nom de statue de Bichat. Je me suis dit que si la France est reconnaissante envers ses grands hommes, Bichat n'usera pas de réciprocité si du haut des cieux il contemple sa statue.

Mais trève de critiques. Vous diriez sans cela que j'étais mal disposé; et cependant je n'ai pu assez admirer les beaux travaux qui transforment la capitale; ces magnifiques halles, ces percements de rues qui inondent de soleil des quartiers où le jour arrivait à peine. Il est vrai que pour assainir certaines rues on les fait disparaître; le remède est radical, sinon économique; on l'a appliqué au quartier de l'école de médecine, à cette vieille rue de la Harpe, si enfumée, si boueuse, et dont aujourd'hui on cherche en vain la plus grande partie.

Mais je voulais vous parler ophthalmologie, et je m'amuse à vous entretenir d'hygiène publique et de travaux municipaux. Je m'égare dans les décombres au lieu d'aborder franchement mon sujet. J'y arrive donc pour ne plus m'en éloigner.

Mon excursion ophthalmologique avait réellement commencé à Strasbourg. J'avais fait route avec M. QUADRI, de Naples, qui porte dignement un nom illustré par le père. A Paris les ophthal-mologistes se rendant à Bruxelles étaient nombreux, et le convoi qui m'y conduisit en contenait beaucoup et des plus distingués. Je me trouvai dans le même compartiment avec MM. SICHEL, EDOUARD JÆGER, de Vienne; QUADRI et VOGELSANG. MM. GUÉPIN, de Nantes, et ANCELON, de Dieuze, se trouvaient dans d'autres voitures. La conversation ne tarit point; le sujet était tout trouvé; le congrès avait commencé pour nous.

Je ne vous dirai point quels étaient les cent cinquante membres du congrès; différents journaux vous en ont nommé les principaux. J'y retrouvai d'anciens amis et connaissances, MM. D'AMMON, ARLT, CAFFE, DONDERS, DESMARRES, GULZ, ROTHMUND, LUSTREMAN, HASNER, HOYACK, STELLWAG, MÜLLER, PAULI, de Landau, sans compter nos amis belges des annales d'oculistique. J'ai été très-heureux d'y faire la connaissance de MM. DE GRÆFE, GUÉPIN, BENDZ, de Copenhague, SERRES, d'Uzès, BOECK, de Christiania, STROMEYER, DIXON, CORNAZ, LAVÉRAN, HEYMANN, pour n'en citer qu'un petit nombre. Mais au milieu de toutes ces célébrités ophthalmologiques venues de tous les pays de l'Europe, j'ai eu le chagrin de ne pas vous trouver; votre place cependant y était marquée, ainsi que celles de MM. RUETE, COCCIUS, MACKENZIE et WHITE COOPER qui également nous ont fait défaut.

Je ne vous parlerai point de tous les travaux du congrès; d'autres journaux vous en ont déjà donné des aperçus, et le compte rendu que publiera le comité d'organisation vous les fera connaître *in extenso*. D'ailleurs vous savez que le congrès était divisé en trois sections; celles-ci se réunissant à la même heure, on était obligé de choisir, et on n'apprenait ce qui s'était passé dans les deux autres sections que par le compte rendu très-succinct qui en était lu en séance générale, et par ce qu'en disaient ceux qui avaient assisté aux séances de ces sections.

Les causeries ont été à Bruxelles ce qu'elles sont à tous les congrès, souvent plus instructives et toujours plus amusantes que les séances officielles. C'est ainsi que dans notre hôtel de l'Europe, où logeaient vingt-cinq à trente membres du congrès, on se réunissait tous les soirs à un certain nombre dans la salle à manger et on causait depuis neuf heures jusqu'à minuit. C'est ce que nous appelions en plaisantant, la *quatrième section;* ce n'était pas la moins attrayante.

Vous savez que le comité d'organisation avait dressé un programme, en choisissant un certain nombre de questions à discuter, parmi celles que ses correspondants lui avaient signalées, ou que le comité avait trouvé le plus dignes d'attention.

Parmi ces questions, la première était relative à l'*ophthalmie purulente*, dite *militaire*. C'est à cause d'elle que plusieurs gouvernements avaient envoyé au congrès des délégués, choisis surtout parmi les médecins militaires. La première section était donc suivie par tous ces délégués et par beaucoup d'autres membres qui, comme moi, espéraient sur cette terre classique de l'ophthalmie de l'armée, apprendre quelque chose de nouveau sur ce terrible fléau. Malheureusement la discussion n'a pas été dirigée dans le sens scientifique que beaucoup d'entre nous eussent désiré suivre. Ce n'est pas un reproche que je fais à notre excellent ami, M. Hairion, qui présidait la section. C'était même un acte d'abnégation de sa part, car qui mieux que lui pouvait élucider les points en litige et nous éclairer de la plus vaste expérience, des études les plus approfondies.

Mais le comité d'organisation avait sans doute un autre but; il paraît avoir voulu obtenir du congrès une sanction pour toutes les mesures hygiéniques qu'il croit nécessaires pour empêcher la propagation de l'ophthalmie et en obtenir la disparition. Cette sanction il la voulait probablement pour agir sur les gouvernements. Si ce n'est pas là le but que le comité voulait atteindre, c'est du moins l'effet que produisait sur les membres la manière dont on ramenait toujours la discussion, aussitôt qu'elle tendait à se porter sur le terrain véritablement scientifique. Le ton des membres du comité qui assistaient à ces séances devenait alors très-décidé, quelquefois même un peu âpre, ce qui m'étonnait beaucoup de la part d'hommes aussi aimables, aussi parfaitement parlementaires que MM. Fallot, Hairion et Warlomont. J'ai cherché à me rendre compte de cette disposition d'esprit de nos confrères, et j'ai cru la trouver dans un état de tension qui existe entre les médecins belges et surtout entre ceux de Bruxelles.

e ne sais si les Belges sont mauvaises têtes ; ce qui est certain, c'est qu'il y a parmi les médecins de ce pays des hommes à imagination vive, aux paroles ardentes, et qui se soumettent difficilement aux allures paisibles d'un congrès scientifique. On dirait que l'ancienne domination espagnole a déteint sur eux. Il y a en outre différents partis ; à Bruxelles, celui du président actuel de l'Académie de médecine, et celui de l'ancien président. Parmi les médecins militaires la scission existe surtout relativement à l'ophthalmie granuleuse ; il y a les contagionistes et les non-contagionistes. Aussi, toutes les fois qu'un médecin belge demandait la parole, ou cherchait à attirer la discussion sur un terrain moins rétréci que celui dans lequel on voulait la circonscrire, la discussion devenait plus âpre, lorsque toutefois on accordait la parole à celui qui la demandait.

Je vous raconte mes impressions, je n'oserais blâmer les confrères distingués qui dirigeaient les travaux du congrès. Ils avaient un but à atteindre, ils y marchaient résolument, en écartant tout ce qui pouvait les en faire dévier, et ils sont arrivés à leurs fins.

Le congrès a sanctionné, et très-sagement à mon avis, les propositions qui lui avaient été soumises par le comité d'organisation, concernant l'ophthalmie militaire. Tout le monde est d'accord pour admettre la contagion immédiate de l'ophthalmie purulente. La grande majorité des membres croit aussi à la propagation par l'intermédiaire de l'air. De là découlent les mesures hygiéniques propres à arrêter l'extension de la maladie, et qui sont, à peu de modifications près, celles qui ont été proposées par le comité et qui sont consignées dans le projet de solution que vous avez sans doute reçu. D'ailleurs, une fois le mode de propagation admis, elles se formulent naturellement.

Mais à l'ophthalmie militaire se rattachent d'autres questions très-importantes et qui n'ont pas été traitées, ou dont quelques-unes n'ont été touchées qu'incidemment. Ces questions concernent le mode de développement de la maladie, la nature et le rôle des granulations, et enfin le traitement.

L'ophthalmie militaire ou granuleuse se développe-t-elle toujours par contagion, ou peut-elle naître spontanément sous l'influence de causes antihygiéniques? C'est là un point de doctrine très-important et qui doit avoir une grande influence sur les mesures hygiéniques. Nos confrères autrichiens surtout eussent désiré discuter cette question; car, disaient-ils, si vous admettez que la maladie naît toujours de la contagion, il suffira de bien examiner les yeux des soldats et des conscrits, d'éliminer tous les malades; que les bien portants soient encombrés dans leurs casernes ou soumis à d'autres influences morbifiques, ils ne prendront pas l'ophthalmie militaire. Si, au contraire, l'encombrement est une cause de développement du mal, alors il faudra que dans les États autrichiens on construise des casernes, car celles qui existent sont encombrées, elles ont été bâties pour 150,000 hommes; et l'armée, qui a été pendant quelque temps de près de 600,000, est encore d'au moins 300,000.

D'après les conversations que j'ai eues avec des confrères, les avis étaient partagés sur ce point. Le médecin en chef de l'armée danoise, M. Bendz, par exemple, me paraissait contagioniste absolu. Il se fondait sur ce que l'armée danoise avait toujours été indemne de l'ophthalmie jusqu'à l'époque de la guerre du Schleswig-Holstein, pendant laquelle les soldats danois avaient été en contact avec des blessés ou des prisonniers allemands affectés de ce mal. Depuis lors la maladie s'est propagée dans l'armée danoise.

Ce fait est certainement très-intéressant et prouve la contagiosité de l'ophthalmie, mais il ne prouve pas que la maladie ne puisse se développer spontanément. Dans beaucoup de cas on n'a pu tracer l'origine du mal. C'est ainsi qu'à Strasbourg la maladie était inconnue il y a cinq ans. A cette époque, quelques enfants atteints d'ophthalmie catarrhale simple entrent dans le service des enfants malades à l'hôpital civil, confié à mon ami M. Tourdes. Le service était encombré, l'air vicié; l'ophthalmie dégénère, devient purulente, puis granuleuse, s'étend à d'autres enfants de ces salles, se propage à l'hospice des orphelins sur lequel on évacue quelques enfants incomplétement guéris. Elle se propage de la même manière à l'établissement de Sainte-Barbe, où sont reçus une centaine d'enfants pauvres. Depuis cette époque le mal s'est étendu à la population civile pauvre. Les premiers adultes qui arrivèrent à ma consultation, porteurs de cette affection, étaient les mères, les pères, les frères et sœurs d'enfants qui avaient eu la maladie à l'hôpital ou dans un des deux autres établissements. Aujourd'hui j'en rencontre chez lesquels l'origine du mal est inconnue. Des faits analogues ont été observés ailleurs.

Je suis persuadé que l'ophthalmie granuleuse est non-seule-

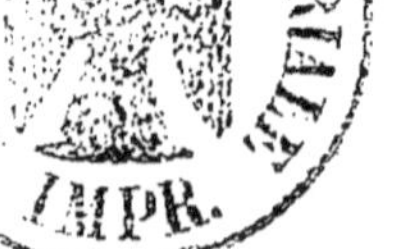

ment contagieuse, mais qu'elle se développe aussi spontanément sous l'influence de causes particulières et surtout d'un air vicié par l'encombrement. Je ne puis partager l'opinion émise par M. THIRY, qui soutient qu'une maladie contagieuse ne naît jamais autrement que par contagion. La dysenterie, la fièvre typhoïde, le typhus, le choléra, parlent contre cette théorie.

Je vous ai dit précédemment qu'on n'avait pas discuté sur la nature des granulations. La question se trouvait indiquée dans le programme, elle en a été rayée sur la proposition de M. HAIRION, qui pouvait nous éclairer sur ce point, ainsi que plusieurs autres membres, M. ARLT entre autres. On a craint sans doute que cela ne nous entraînât trop loin. Effectivement, la question était vaste. Le microscope peut surtout l'éclairer. Les granulations sont évidemment de nature différente. Il était très-impor tant de s'entendre sur la distinction établie par M. le professeur ARLT entre les granulations contagieuses de l'ophthalmie militaire et ce qu'il appelle *trachome*. Distinction d'autant plus importante que ce dernier n'est pas contagieux.

Qui n'a vu sur la face interne des paupières des granulations tout à fait inoffensives et qui disparaissaient spontanément? Un fait rapporté par M. BENDZ prouve combien ces manifestations morbides varient quant à leur gravité. Soixante soldats granulés furent examinés par une commission; au bout de trois mois cette même commission constata que chez quarante les granulations avaient disparu sans traitement; chez dix-huit elles étaient restées au même degré; chez deux seulement elles s'étaient aggravées.

Quant au traitement de l'ophthalmie militaire et des granulations en particulier, il en a été peu question. Ce n'est que par les entretiens particuliers qu'on apprenait la manière de voir des membres de l'assemblée. En Belgique, le crayon de nitrate d'argent, employé autrefois avec une si grande extension, est abandonné aujourd'hui. On lui reproche à juste titre de désorganiser la conjonctive, de la transformer en tissu inodulaire, de produire par là des xérophthalmies, des brides, des entropions.

La solution de nitrate d'argent, le mucilage de tannin, le sulfate de cuivre sont plus souvent mis en usage; mais la médication qui dans ce moment domine en Belgique, est celle de M. BUYS par l'acétate neutre de plomb. J'avoue que je ne suis pas aussi satisfait de ce traitement que nos confrères belges.

Pardonnez moi, mon cher ami, si je vous ai entretenu si lon-guement d'une maladie que peut-être vous n'avez guère l'occa-sion de voir à Lyon; mais elle formait à elle seule la matière des discussions de l'une des sections, et c'est à cause d'elle que sont arrivés à Bruxelles les délégués des différents gouvernements.

Je passe maintenant à quelques autres sujets qui ont défrayé les séances de la deuxième et de la troisième section.

Dans la seconde section on avait à discuter l'*utilité de l'oph-thalmoscope.* Personne évidemment n'était tenté de la révoquer en doute; tout ce qui aide notre vue à pénétrer plus loin dans l'étude des phénomènes de la vie, perfectionne notre diagnostic et réagit favorablement sur le traitement. M. le docteur HEY-MANN, de Dresde, a très-bien résumé les services que l'oph-thalmoscope nous a déjà rendus. Vous qui vous occupez depuis si longtemps de l'étude des amauroses, vous vous apercevrez plus que tout autre du jour jeté sur cette maladie, ou plutôt sur cet assemblage de maladies, par le nouveau moyen d'investiga-tion.

A propos de l'ophthalmoscope, M. DONDERS a communiqué à l'assemblée le résultat de ses recherches sur les *mouches vo-lantes.* Depuis longtemps les ophthalmologistes savent que les corps voltigeants que les malades croient apercevoir devant leurs yeux et qu'on confond généralement sous le nom de *mouches volantes*, sont de deux espèces : Les mouches volantes propre-ment dites sont des corps voltigeants qui gênent les malades, mais ne les empêchent pas de distinguer les plus petits objets, tout aussi bien qu'avant l'apparition de ces mouches. Cette affec-tion dure ordinairement toute la vie, devient de moins en moins incommode, et n'entraîne jamais d'accident sérieux. La seconde espèce, qui, pour les hommes spéciaux, ne doit pas être appelée du même nom, ne constitue donc pas des mouches volantes, consiste dans l'apparition dans le champ de la vision de corps noirs, de formes diverses, montant et descendant par suite des mouvements de l'œil, et interceptant la vue chaque fois qu'ils se placent devant l'objet fixé. Cette affection est beaucoup plus sé-rieuse que la première, elle trouble la fonction à un haut degré et peut se terminer par des accidents graves.

Ce que l'observation de la marche de la maladie nous avait appris, l'examen ophthalmoscopique le confirme. Vous aurez sans doute déjà vu, comme M. DONDERS, comme moi, comme beaucoup d'autres, que dans la dernière de ces maladies l'ophthalmoscope nous fait voir des exsudations noires, tantôt arrondies, tantôt semi-lunaires, serpigineuses, qui nagent dans une partie ramollie du corps vitré, s'élevant par suite des mouvements de l'œil, puis retombant et se cachant derrière la partie inférieure de l'iris. J'ai observé ce phénomène entre autres chez un de mes collègues, qui en a été complétement débarrassé, et dont la vue a repris toute sa netteté.

Dans les véritables mouches volantes on ne trouve rien de pareil ; l'ophthalmoscope ne fait découvrir aucune altération. Vous savez à combien d'hypothèses la nature de cette maladie a donné naissance. Eh bien ! M. DONDERS a cru trouver, au moyen du microscope, l'explication du phénomène. Suivant cet éminent physiologiste, il existe dans le corps vitré des corpuscules microscopiques qui, par suite des mouvements de l'œil, se déplacent plus ou moins dans l'humeur hyaloïdienne. Lorsque ces corpuscules se placent dans l'axe visuel, on les perçoit. M. DONDERS prétend qu'ils existent toujours et que chacun peut les voir. Il s'offre à les faire apercevoir à chaque membre de l'assemblée ; mais il prévient qu'une fois qu'on les a vus, on les voit pendant le restant de la vie.

Aucun ophthalmologiste présent n'a poussé l'amour de la science jusqu'à accepter l'offre de notre confrère hollandais.

A l'exploration par l'ophthalmoscope se rattache celle des *phosphènes*, peut-être trop négligée par la plupart des médecins. Notre confrère, M. SERRES, d'Uzès, dont vous connaissez l'ardeur juvénile, nous a retracé avec sa verve méridionale et dans un langage pittoresque les services que l'étude des phosphènes peut rendre au diagnostic. Son improvisation prononcée dans l'assemblée générale a été vivement applaudie.

Une question physiologique d'une haute importance a été agitée dans la deuxième section : c'est celle de l'*accommodation de l'œil aux distances*. Les deux opinions principales étaient en présence, représentées l'une par M. DONDERS, l'autre par M. ARLT. La première soutient que l'accommodation se fait par le muscle ciliaire (ligament ciliaire) et l'iris, agissant par leur contraction sur le cristallin, le rendant plus ou moins convexe. Les muscles droits de l'œil sont, suivant les partisans de cette opinion, incapables de modifier le globe oculaire, en tout cas ils ne changent point la sphéricité de la cornée, ce que des expériences d'optique prouvent d'une manière péremptoire.

A cela M. Aᴙʟᴛ répond que les muscles droits de l'œil, en comprimant les parties postérieures du globe, peuvent alonger plus ou moins la coque oculaire, sans changer la courbure de la cornée.

Il est bien certain que c'est la tension musculaire qui entretient la rénitence du globe, car on voit le globe devenir flasque, lorsque la chloroformisation est poussée jusqu'à la résolution des muscles oculaires.

Vous, mon cher confrère, qui avez maintes.fois fait la section mnsculaire pour remédier à la myopie, vous auriez pu nous dire jusqu'à quel point cette opération a d'influence sur l'accommodation de la vue.

Il me paraît probable que le muscle ciliaire et les muscles extérieurs concourent à cette fonction. Quant à l'iris, il n'est en tout cas pas indispensable; j'ai vu un garçon qui n'avait point d'iris et qui accommodait très-bien sa vue aux différentes distances.

Quant au nouveau muscle que M. Lᴀɴɢᴇɴʙᴇᴄᴋ appelle tenseur de la choroïde, c'est aux anatomistes et aux physiologistes à examiner s'il existe et quel rôle il joue dans le mécanisme de la vision.

L'état actuel de la science ophthalmologique autorise-t-il l'admission d'ophthalmies spécifiques? Telle était l'une des questions du programme. Elle promettait une discussion animée. L'école anatomique pure, qui a pris naissance en France, est arrivée aujourd'hui à son apogée en Allemagne. Elle avait de nombreux représentants au congrès. Ils devaient être tentés de nier la spécificité des maladies, et par conséquent des ophthalmies. Ils ont été plus conciliants qu'on ne pouvait s'y attendre; ils ont admis qu'il y a des inflammations oculaires, siégeant dans le même tissu et ayant des manifestations locales identiques, et différant cependant par leur nature intime. Ils ont fait la réserve de l'avenir, en soutenant que ce qui aujourd'hui paraît identique, pourra bien ne plus être tel, lorsque l'exploration anatomique se sera perfectionnée.

D'un autre côté, les partisans de la spécificité n'ont plus soutenu les idées de Bᴇᴇʀ, qui croyait trouver dans la disposition des vaisseaux injectés l'indice de la nature de l'ophthalmie. Tout le monde s'accorde aujourd'hui à admettre que l'injection varie suivant la partie de l'œil qui est enflammée, et non suivant la nature du mal.

Je me range tout à fait à l'avis de M. ARLT, que dans la division des ophthalmies il faut tenir compte de l'élément anatomique d'abord, puis de l'élément nosologique ; dire par exemple : kératite scrofuleuse, iritis syphilitique.

La discussion, après avoir duré assez longtemps, s'est terminée par une espèce de compromis ; après quoi chacun a gardé ses opinions, comme il arrive d'ordinaire en pareilles circonstances.

Une question qui a le privilége d'agiter certains médecins, c'est le *traitement de la cataracte sans opération*. Il est vrai que le sujet est largement exploité par des charlatans, et figure à la quatrième page des journaux politiques. Mais ce n'est pas là un motif pour ne pas examiner la question sérieusement ; et je crois que nos confrères de Paris se trompent, quand ils craignent qu'une discussion sur ce sujet soit inopportune, qu'elle favorise le charlatanisme. Celui-ci n'a pas besoin de vos paroles, il saura toujours duper le public.

Scientifiquement parlant, le sujet mérite cependant qu'on l'examine. Des hommes très-honorables, M. RAU, de Berne, M. GUÉPIN, de Nantes, ont cité des cas de guérison, ou au moins de diminution de la cataracte, sous l'influence d'un traitement interne, aidé ou non de moyens locaux. J'ai moi même observé trois cas dans lesquels des cataractes corticales ont diminué, pendant l'administration prolongée de l'iodure de potassium ; les rayons opaques sont devenus moins larges et la vue s'est améliorée. Cet effet a été considérable chez un de mes malades, qui, ne pouvant plus lire, avait pris un lecteur. Sous l'influence de l'iodure de potassium, l'embonpoint considérable du malade diminua au point d'alarmer sa famille, mais en même temps la vue s'améliora assez pour permettre au patient de reprendre la lecture des journaux, ce qu'il a continué depuis trois ans. La largeur des rayons opaques avait diminué pendant le traitement, et s'est maintenue stationnaire depuis cette époque.

Les adversaires de tout traitement médical dans la cataracte ont prétendu que les faits cités n'étaient probablement pas des cataractes, que si c'en étaient, elles auraient pu tout aussi bien diminuer spontanément, enfin que la diminution de la cataracte et sa guérison sans opération étaient impossibles.

Sans m'arrêter à la contradiction qui existe entre ces propositions, je ferai remarquer que des cataractes corticales sont assez faciles à diagnostiquer pour ne pas être méconnues par des hommes comme ceux dont j'ai cité les noms. Qu'admettre que des cataractes diminuent ou disparaissent spontanément, abstraction faite des cataractes traumatiques, est une supposition qui n'est point appuyée sur des faits connus dans la science. Qu'enfin dire que c'est impossible, c'est préjuger l'avenir en niant les faits cités, et soutenir une proposition qui en théorie pourrait être combattue. En effet, pourquoi les parties opaques et molles du cristallin ne pourraient-elles pas être absorbées? Pourquoi des molécules graisseuses déposées dans la substance corticale du cristallin ne seraient-elles pas sujettes à disparaître sous l'influence d'un traitement qui agit à un si haut degré sur l'absorption de la graisse dans les autres parties du corps?

Je ne sais si vous êtes de mon avis, mais il me semble qu'il n'y a aucun inconvénient à expérimenter une médication chez des malades qui ne demandent pas mieux que d'être traités pendant les longs mois, ou même les années, qu'ils ont à passer avant que la cataracte soit opérable. L'abus que les charlatans peuvent faire de nos recherches ne doit pas nous arrêter. Ce serait vouloir marcher dans les ténèbres, de peur que notre flambeau n'éclaire des malfaiteurs.

Dans cette discussion sur le traitement de la cataracte, on a rappelé les expériences de Gondrét, avec la pommade ammoniacale, faites à l'Hôtel-Dieu de Paris, dans le service de Sanson. Elles ont prouvé que Gondret s'était trompé quant à l'efficacité de sa pommade. A ce propos, M. Caffe a cherché à réhabiliter la mémoire de ce médecin, qu'il a beaucoup connu. Gondret a pu se faire illusion, mais il n'était pas charlatan. Pendant quarante années il a joui d'une clientèle nombreuse à Paris, et il est mort pauvre. Ces quelques mots prononcés avec conviction par M. Caffe ont été généralement applaudis.

Je ne vous dirai rien de la sixième question du programme, relative à l'*occlusion palpébrale*; je n'ai pas assisté à la discussion. D'après ce qu'en ont raconté quelques membres, il paraît qu'on a été d'accord pour ne pas admettre l'utilité de l'extension qu'a donnée à ce mode de traitement un de nos confrères de Paris.

La septième question, enfin, concernait l'*utilité des établissements spéciaux pour le traitement des maladies oculaires*. Il ne pouvait y avoir divergence d'opinion à ce sujet. Les médecins

qui s'occupent d'oculistique savent par expérience que les malades affectés des yeux ont besoin de certaines conditions de lu-
mière qui leur sont spéciales; que les opérés de cataracte surtout demandent un calme qu'ils ne trouvent pas dans les salles
de chirurgie. Il est donc essentiel que les maladies oculaires
soient traitées dans des établissements spéciaux ou dans des
salles spéciales. Moi qui ai l'avantage d'avoir pour ma clinique
d'ophthalmologie plusieurs chambres, contenant chacune un petit nombre de lits, je sais apprécier cette disposition, qui per-
met d'isoler les opérés, et qui cependant réunit dans un même
service des maladies analogues, ce qui en facilite l'étude.

A ce sujet, je vous ferai remarquer combien nos confrères de
Paris ignorent ce qui se passe au dehors de leur capitale. Un des
principaux journaux de médecine de Paris disait encore ces jours
derniers, en rendant compte du congrès de Bruxelles, qu'il était
fâcheux qu'aucun enseignement officiel de l'ophthalmologie
n'existât en France. Et cependant le compte rendu de ma clinique est publié annuellement. Je ne puis supposer que notre
position sur la frontière nous fasse considérer comme n'appar-
tenant pas au territoire français.

En dehors des questions du programme, plusieurs sujets d'o-
culistique ont été touchés, soit dans les discussions, soit dans
des lectures.

M. QUADRI ayant raconté le fait d'une amaurose albuminu-
rique, dans laquelle l'ophthalmoscope lui a démontré le décol-
lement de la rétine, M. DE GRÆFE a dit que cette altération lui
paraissait accidentelle, et non propre à cette espèce d'amaurose;
qu'il avait trouvé, au contraire, une lésion caractéristique dans
un grand nombre de cas de cette maladie; cette lésion consiste
dans de petits foyers apoplectiques disséminés dans la rétine,
laquelle est blanche autour de ces foyers.

Un confrère italien a proposé de revenir à la ligature dans le
traitement du *staphylôme de la cornée.*

M. SPERINO, de Turin, a parlé de l'*amaurose syphilitique* et
de la syphilisation comme méthode de traitement.

Plusieurs confrères nous ont fait connaître dans des mémoires
lus en assemblée générale, l'*état de la science et de la pratique ophthalmologiques* dans différents pays. Vous lirez avec
plaisir surtout celui de M. ANAGNOSTAKIS, qui, revenant d'un

voyage en Egypte, a très-spirituellement décrit comment ces choses se passent dans ce pays, ainsi qu'en Grèce.

Enfin, dans la dernière séance du congrès, M. DE GRÆFE, cédant au désir de l'assemblée, a exposé avec une grande lucidité ses vues nouvelles sur le *glaucôme*. Je craindrais de déflorer cette communication en essayant d'en donner la substance en quelques lignes. Vous lirez attentivement le mémoire que M. DE GRÆFE a communiqué sur ce sujet à l'Académie des sciences. Tout le monde, sans doute, ne partagera pas les opinions de notre confrère de Berlin; mais elles méritent un sérieux examen. Tous ceux qui ont assisté à cette dernière séance diront que la brillante improvisation de M. DE GRÆFE et les excellentes paroles prononcées par M. le président FALLOT ont été le digne bouquet de cette remarquable assemblée.

Telles sont les principales questions qui ont été débattues ou sur lesquelles on a fait des communications. Il y en a d'autres probablement, mais de moindre importance, qui se sont présentées dans le cours des séances auxquelles je n'ai pu assister.

Avant et après les séances on allait faire une visite à l'institut ophthalmique ou aux hôpitaux de Bruxelles; on examinait les instruments d'oculistique et les ophthalmoscopes exposés dans le local des séances, ou l'on admirait les superbes dessins d'anatomie pathologique de l'œil que M. D'AMMON avait apportés et dont il donnait l'explication avec sa lucidité et son affabilité ordinaires.

Les soirées se passaient en causeries, tantôt en petits comités chez les différents membres du comité et à l'hôtel, tantôt en réunion nombreuse chez le ministre de l'intérieur et au banquet final.

Tel est, mon cher confrère, le canevas, bien imparfait sans doute, de ce congrès, qui datera dans les annales de l'ophthalmologie et de la médecine même prise dans toute son étendue. Ce n'est certes pas sans profit pour la science en général, que des médecins distingués viennent de tous les points de l'Europe se réunir pendant quatre jours pour discuter et causer d'une des parties les plus intéressantes de cette science. Et lorsqu'on considère la composition de ce congrès, on ne peut que bien augurer de ses résultats immédiats et de l'impulsion qu'il donnera à cette branche de nos connaissances. Ce n'était pas là une assemblée d'oculistes ignares, routiniers et charlatans; mais une réunion de physiologistes, de médecins, de chirurgiens distingués, qui s'occupent avec prédilection des maladies ou de la physiologie de l'organe de la vision ; et si parmi eux il y en avait un petit nombre qui n'exercent que l'ophthalmologie, ce sont cependant des hommes qui ont une instruction médicale approfondie, et qui n'ont renoncé à la pratique générale de la médecine que par suite des occupations nombreuses que leur donne la spécialité oculistique.

Remercions donc nos confrères et amis les membres du comité d'organisation, MM. FALLOT, van ROOSBROECK, HAIRION, BOSCH et WARLOMONT, de l'heureuse idée qu'ils ont eue ; remercions-les de toutes les peines qu'ils se sont données, pour arriver à l'organisation de ce congrès ; félicitons-les enfin du résultat qu'ils ont obtenu.

Les membres du congrès, aujourd'hui dispersés dans toute l'Europe, de Pétersbourg à Lisbonne, d'Athènes à Christiania, n'oublieront jamais les prévenances dont ils ont été entourés à Bruxelles ; ils conserveront un souvenir reconnaissant à leurs confrères belges.

Le congrès avait commencé pour moi avant l'arrivée à Bruxelles, il s'est continué de même après. Le lendemain de la clôture de l'assemblée, je me trouvai réuni dans le même wagon à MM. ARLT, HASNER, JÆGER, HEYMANN et deux autres membres du congrès ; nous allions à Cologne, les uns pour rentrer directement chez eux, M. JÆGER et moi pour assister à l'ouverture du congrès des médecins et naturalistes allemands à Bonn. Je ne vous dirai rien de cette réunion, qui a été brillante ; je ne suis resté que le premier jour, tout juste assez pour serrer la main à quelques amis. Le lendemain je pris le bateau à vapeur pour remonter le Rhin, très-heureux de pouvoir, pendant une belle journée, reposer par la contemplation de ces sites pittoresques, ma tête un peu fatiguée par les séances scientifiques prolongées. Puissiez-vous, mon cher ami, ne pas vous dire que ces lignes se ressentent de cette fatigue, et en tout cas ne les considérer que comme une lettre sans prétention et un témoignage de mon inaltérable affection.

Strasbourg, le 1er octobre 1857.